# COMO LLEVARTE BIEN CON TUS COMPAÑEROS DE TRABAJO

## APRENDE A LIDIAR CON LAS PERSONAS CON LAS QUE TRABAJAS, ACTIVIDADES PARA MEJORAR LAS RELACIONES LABORALES

Gaston Echevarria

# Índice

## *Introducción*

Probablemente más personas de las que usted cree pasan la mayor parte de su tiempo trabajando con otras personas en una situación relacionada con el empleo. Y, a menos que tengan suerte, estos individuos no pueden elegir quiénes son sus compañeros de trabajo.

Desafortunadamente, no todos saben cómo llevarse bien con los demás. Esto puede causar todo tipo de situaciones difíciles, haciendo casi imposible pasar el día.

Trabajar bien con los demás es crucial en cualquier situación. Sin embargo, es aún más importante en un entorno laboral. Por qué? Se reduce a cosas como la eficiencia, la productividad y la moral de los empleados... sólo por nombrar algunas.

El tamaño de la empresa o negocio para el que trabaja realmente no importa. Las reglas son básicamente las mismas si trabajas con otra persona o con 1.000 personas. Cada individuo merece el mismo nivel de consideración.

Durante su búsqueda de empleo, ¿ha notado alguna vez la frase "debe funcionar bien con otros" en la descripción del puesto o en la solicitud? Si es así, hay una muy buena razón para ello. Los empleadores no quieren contratar a individuos que no trabajan bien con otros. Típicamente causa problemas desde el principio.

# Definición de otros

En este caso, "otros" puede definirse como todas las personas con las que se entra en contacto durante el trabajo. Obviamente, la respuesta va a ser diferente para todos. Sin embargo, puede incluir al jefe, a sus compañeros de trabajo, a los clientes o clientes con los que interactúa, a cualquier proveedor que utilice, al equipo de RRHH, al personal de mantenimiento o limpieza.... la lista continúa.

Una de las razones principales por las que es tan importante tratar a todos por igual es que nunca se sabe con lo que una persona podría ayudarte o hacer por ti en el futuro. Por supuesto, eso significa nunca aprovechar la asistencia o el afán de ayuda de esa persona en particular, bajo ninguna circunstancia.

¿Estás familiarizado con la expresión "no es lo que sabes, es a quién conoces"? Piénsalo de esta manera. Alguien con quien no interactúa diariamente, pero que aún así considera un conocido amistoso, podría compartir un consejo con usted con respecto a un amigo que está contratando para un puesto que le encantaría tener. Sin ese consejo, no te darías cuenta de la oportunidad. Este escenario sucede mucho más de lo que usted probablemente piensa. Sólo otra razón para ser considerado con todos.

Otra posibilidad es hacer un amigo que de otra manera no tendrías. La diversidad en el lugar de trabajo es más común que nunca. Esto le da a los individuos una oportunidad mucho mejor de hacerse amigos de alguien que no es parte de su vida diaria. Podría ser alguien que trabaja en un departamento diferente o la persona que mantiene los terrenos de la oficina. Cuando se trata de conocer y hacer un nuevo amigo, las posibilidades son casi infinitas.

Por qué puede ser difícil trabajar con otros

Hay varias razones por las que puede ser difícil trabajar con otros. Muchas personas tienen una tendencia a traer sus egos a su sitio de trabajo. Puede ser que estos individuos sean realmente conscientes de sí mismos e inseguros de sí mismos en su interior. Entonces, usan un gran ego como tapadera.

Sinceramente, la grandilocuencia en el trabajo se vuelve en contra de la mayoría de las veces. Crea resentimiento y malos sentimientos muy rápidamente. Cuando un empleado no trabaja bien con otros, por cualquier razón, las posibilidades de que esa persona termine siendo despedida son altas.

Si este comportamiento impropio continúa, la misma persona corre el riesgo de ser despedida una y otra vez hasta que finalmente encuentra un trabajo en el que no importa llevarse bien con la gente. Es un escenario triste cuando lo piensas. No dejes que te pase a ti!

Otra parte desafiante de trabajar con otros es hacer un esfuerzo para evitar la competencia. Si un compañero de trabajo no se lleva bien con usted, puede ser debido a los aspectos competitivos de la descripción de su trabajo y al hecho de que están tratando de ganarle en algo.

Sí, es cierto que un poco de competencia amistosa puede atraer a los trabajadores a mejorar su rendimiento. Sin embargo, elevar el rendimiento laboral de otra persona para llegar a ella no va a hacer nada más que herir sus sentimientos. Esto puede conducir a una disminución de su propio rendimiento e incluso puede hacer que piense en seguir adelante y encontrar un trabajo en otro lugar.

# La importancia del respeto

Si todos en el trabajo no están siendo tratados con respeto, puede ser malo para el negocio. Si usted no siente que está siendo tratado con respeto en el trabajo, puede ser extremadamente difícil hacer lo mejor que pueda. Lo mismo ocurre con sus compañeros de trabajo. Es posible que no puedan desempeñar sus funciones de manera eficiente si y cuando un compañero de trabajo irrespetuoso ha puesto en jaque su confianza.

El respeto mutuo entre los trabajadores también ayuda a fomentar un ambiente de cooperación entre los miembros del equipo. Si usted respeta a las personas con las que trabaja, es mucho más fácil trabajar con ellas para lograr una meta. Si usted no tiene ningún respeto por sus compañeros de trabajo o sus habilidades, ¿por qué contaría con ellos para que le ayuden?

La mejor manera de que un equipo de empleados construya un vínculo de respeto mutuo es a través de la formación y los ejercicios destinados a ayudar a todos a conocer a sus compañeros de trabajo y sus habilidades. Puede ser una actividad tan simple como hacer que cada miembro del equipo comparta su nombre y las partes de su trabajo en las que se sienten mejor.

En un ambiente donde el comportamiento irrespetuoso es común, es más probable que estalle un conflicto entre usted y sus compañeros de trabajo. Pero, es importante que no dejes que el comportamiento irrespetuoso te afecte y te haga actuar de la misma manera.

Un conflicto en el trabajo tiene un impacto negativo tanto en la moral como en la productividad general. Si usted siente que un compañero de trabajo no lo está tratando con respeto, hable con él sobre su comportamiento de una manera calmada y respetuosa. Si no están dispuestos a discutirlo, lleve el asunto a su jefe o supervisor.

## *Habilidades y hábitos esenciales que necesita para trabajar con otros*

Existen numerosas habilidades y hábitos esenciales que usted necesita para trabajar bien con los demás. El desarrollo de los hábitos adecuados, desde el principio, ayuda a encaminarlo hacia cosas como un salario más alto y oportunidades de liderazgo. Dado que cada vez más empresas están tomando la decisión de contratar dentro de la empresa, estas cosas son más importantes que nunca.

Muchas de estas cosas probablemente le parecerán obvias. Sin embargo, si fueran obvios para todos, no necesitarían ser listados. Tenga en cuenta que esta no es una lista completa de las habilidades y hábitos que necesita para tener éxito, pero definitivamente le da un buen punto de partida. Como probablemente puede ver, muchas de estas sugerencias no requieren mucho más esfuerzo que recordarlas. No hay razón para entrar en pánico y pensar que tienes que cambiar todo tu estilo de vida.

Aunque estas cosas pueden parecer insignificantes cuando se miran por separado, el no hacer varias de ellas se suma a un problema mayor. Realmente puede significar la diferencia entre mantener un trabajo o ser despedido. Esto es especialmente cierto en la economía actual. Con tanta gente buscando activamente empleo, los empleadores generalmente encuentran muy fácil cubrir sus puestos vacantes.

# Asumir la responsabilidad

Siempre es importante asumir la responsabilidad de las cosas que haces, especialmente cuando algo sale mal. Nadie es perfecto. Todos menos unos pocos empleadores poco realistas se dan cuenta de eso. Si usted comete un error y afirma que no fue su culpa, no sólo no está diciendo la verdad, sino que también está dando la impresión de que no estaba en control de la situación.

Al asumir la responsabilidad, probablemente notará dos cosas. En primer lugar, es probable que sus compañeros de trabajo estén más dispuestos a ayudarle a corregir el problema y a ayudarle a tener éxito. En segundo lugar, estos mismos individuos se sentirán más cómodos a su alrededor, sabiendo que usted es honesto y que nunca culpará a alguien más.

### ➤ *Mantenga una mente abierta*

Incluso en situaciones en las que usted sabe que está 100 por ciento en lo correcto, siempre es aconsejable mantener una mente abierta. Esto es especialmente cierto cuando usted se encuentra en una posición gerencial. Por qué? Si nunca estás abierto a ideas nuevas o alternativas, es posible que te encuentres con alguien que lo sabe todo. Cuando esto sucede, la gente se pone a la defensiva muy rápidamente y a partir de ahí es cuesta abajo.

Es mucho más productivo mostrar un poco de humildad y preocupación por encontrar realmente la respuesta correcta para cada problema y situación. Debido a que cada persona tiene un proceso diferente de resolución de problemas, el trabajo en equipo realmente tiene el potencial de resolver problemas y generar grandes ideas mucho más rápido.

> ***Cumpla con sus compromisos***

Siempre trate de dar tiempo suficiente para completar los proyectos de manera oportuna, incluso cuando surja algo inesperado. Es mucho mejor darse más tiempo del necesario para terminar cada vez que esté trabajando, en lugar de subestimar el tiempo necesario para completar la tarea. De esta manera, no tiene que preocuparse por decepcionar a su empleador o a sus colegas.

Haz un esfuerzo extra. Siempre haga un

seguimiento de las cosas, siempre que sea posible. Esto logra dos cosas. Primero, fortalece las relaciones en el lugar de trabajo. En segundo lugar, le proporciona información importante sobre su rendimiento.

> ***Practique una higiene adecuada***

Independientemente de si usted está trabajando con el público o en una oficina, practicar la higiene adecuada es esencial cuando usted trabaja con otros. Nadie quiere estar cerca de alguien que huele mal o que parece que durmió con su ropa. Esto no significa que tengas que vestirte como los ricos y famosos. Simplemente significa ducharse diariamente y venir a trabajar con un aspecto y un olor presentables.

Si tiene un presupuesto limitado, considere comprar ropa en tiendas de segunda mano locales. Usted puede recoger grandes ofertas en ropa que es perfectamente adecuada para el trabajo. Estas tiendas suelen tener en stock una amplia variedad de trajes de negocios a precios fantásticos. Sólo tienes que estar allí en el momento adecuado, que es en los días en que la tienda recibe las entregas.

> ### *Apague el teléfono*

Casi todo el mundo tiene un teléfono celular en estos días. Si trabaja en una oficina grande, los timbres constantes pueden ser una gran distracción. A menos que necesite su teléfono para fines laborales, apáguelo o guárdelo. Leer rápidamente un mensaje de texto cuando alguien te está hablando es extremadamente grosero. Da la impresión de que su teléfono es más importante que su trabajo. Acostúmbrese a revisar sus mensajes o a hacer llamadas rápidas durante sus descansos o durante el período de almuerzo.

> ***Crédito de acciones***

Cuando sea aplicable, compartir crédito con sus compañeros de trabajo es una señal segura de que usted trabaja bien con los demás. No sólo esa persona o individuos como usted incluso más de lo que lo hicieron antes, usted probablemente ganará un nivel más alto de respeto también.

Por otro lado, si no compartes el crédito cuando se debe, ganarás una reputación como alguien que es egoísta y que quiere sabotear a todos los demás en un intento por salir adelante. Si se sale con la suya sin que nadie se queje, no pierda el tiempo celebrando. En realidad, la verdad suele prevalecer y usted no va a salir adelante - puede que se encuentre en la fila de desempleados.

## ➢ *No interrumpa*

¿Alguna vez has estado en medio de una conversación, sólo para que te interrumpan constantemente? Es molesto, ¿no? Por esa razón, nunca seas "el que interrumpe". Incluso si tienes una gran idea que no puedes esperar para compartir, espera hasta que sea tu turno para hablar. Respira hondo y relájate. Compartirás tus noticias o ideas antes de que te des cuenta.

Aquí hay un pequeño secreto. Hay individuos que no están tan impresionados cuando hablas, sin importar lo fantástica que sea tu idea. Estas personas prefieren hablar de sí mismas. Así que, cuando les dejas hablar primero, es una buena manera de hacer que te quieran. Después de eso, pueden ser más receptivos a lo que usted dice.


> ➢ ***Sonríe***


El acto de sonreír es a menudo referido como el gesto más poderoso de una persona. La ciencia puede respaldar el hecho de que los individuos que sonríen a menudo no sólo son más felices, sino que también tienen más éxito. Mejor aún, sonreír no le cuesta ni un centavo. Es libre de sonreír y ver cómo el mundo (o al menos la gente con la que trabajas) te devuelve la sonrisa.


Es interesante notar que algunos módulos de entrenamiento para posiciones de servicio al cliente relacionadas con el teléfono requieren que los agentes mantengan un pequeño espejo junto a su teléfono. De esta manera, el agente puede asegurarse de que están sonriendo cuando hablan con el cliente. Lo creas o no, la persona que se encuentra al otro lado del receptor generalmente puede escuchar la sonrisa en la voz del agente. Esto hace que la interacción entre los dos sea mucho más agradable y que las ventas sean muchas veces mayores.

### ➤ *Utilizar los recursos*

Trabajar bien con otros, en la medida de sus posibilidades, a veces implica la utilización de recursos. Dependiendo de dónde trabajas y de la descripción de tu trabajo, muchas compañías te ofrecen todo tipo de opciones para que las aproveches.

Estos recursos pueden ser cosas como seminarios, sesiones de entrenamiento, programas de acondicionamiento físico, equipo de seguridad sin costo, salud mental y consejería familiar, y más. Si te encuentras con un buen recurso que crees que beneficiaría a tu entorno laboral y a tus compañeros de trabajo, no dudes en mencionárselo a tu gerente o jefe. ¿Quién sabe? Incluso puede obtener una pequeña recompensa o bonificación por tomar la iniciativa de recomendar algo que podría ayudar a su empresa a tener éxito.

> ***No hagas ruido***

En caso de que su empleador le permita escuchar música o algo similar, no haga ruido. Use auriculares o mantenga el volumen a un nivel que no le distraiga. Recuerde, no todos tendrán el mismo gusto musical que usted. Si a sus compañeros de trabajo no les gusta lo que escuchan, probablemente les resultará más difícil concentrarse y hacer su trabajo correctamente. El tiempo para hacer ruido es después de que el día de trabajo ha terminado, a menos que usted sea un músico de rock o un subastador.

### ➤ *Respetar los límites*

Su trabajo puede requerir que usted comparta un espacio con sus compañeros de trabajo, ya sea un cubículo, una oficina o un vehículo. Si usted está cerca de otros mientras trabaja, asegúrese de respetar sus límites y aliéntelos a respetar los suyos a cambio.

Trate de no recibir llamadas telefónicas sobre asuntos no relacionados con el trabajo si su compañero de cubículo está enfocado silenciosamente en un proyecto. Además, trate de no divulgar demasiado acerca de su vida personal, porque esto puede ser demasiada información para algunas personas. Estos límites diferirán de persona a persona, así que si no está seguro de si su comportamiento va a molestar a su compañero de trabajo, puede ser mejor preguntar primero.

## ➢ *Aprende a dejar ir*

Una vez que haya tenido una disputa con un compañero de trabajo, puede ser difícil que su relación con él vuelva a un estado en el que puedan trabajar juntos de manera efectiva. Si la disputa se ha resuelto, lo mejor que puede hacer es centrarse en el trabajo. Por supuesto, su compañero de trabajo tendrá que concentrarse en dejar ir también.

Si todavía parecen estar molestos por el tema, vea si están dispuestos a hablar de ello. Si le dicen por qué aún no están satisfechos después de que se resolvió la disputa, haga lo que pueda para arreglar las cosas entre ustedes dos. Si los problemas persisten entre ustedes dos, lo mejor es informar a su jefe o supervisor.

## Beneficios de Trabajar Efectivamente con Otros

El trabajo en equipo es algo maravilloso. Puede que a todo el mundo le lleve un poco de tiempo "meterse en la onda". Pero, cuando eso sucede, es beneficioso para todos los involucrados, por no mencionar el éxito de la compañía. Estos son algunos de los beneficios de trabajar juntos en el trabajo. Sí, se puede hacer!

### ✓ Rellena Vacíos

Trabajar juntos típicamente llena vacíos. No todos tienen las mismas habilidades o educación. El trabajo en equipo permite que las personas aporten sus propios conocimientos a un proyecto o problema en su conjunto.

También es muy útil cuando alguien está enfermo. Si nadie salta para hacer el trabajo de esa persona, todo podría detenerse hasta que el empleado se sienta lo suficientemente bien como para volver a trabajar. Las empresas pierden negocio cuando funcionan a menos del 100 por ciento.

### ✓ Promueve la Competencia Saludable

No hay absolutamente nada malo con un poco de competencia sana en el lugar de trabajo. Esto a menudo conduce a un aumento de la productividad, que siempre se fomenta. También es un excelente motivador. Muchas veces, cuando los compañeros de trabajo ven a sus compañeros haciendo un trabajo excelente, quieren hacer todo lo posible para igualar (o incluso superar) el rendimiento.

## ✓ **Fomenta la resolución de conflictos**

No importa lo bien que usted y sus compañeros de equipo trabajen juntos como grupo, siempre existe la posibilidad de que surjan conflictos de vez en cuando. No hay garantía de que se puedan evitar por completo. Esto se debe en parte al hecho de que los empleados provienen de diferentes orígenes y tienen diferentes estilos de hacer las cosas. Es lo que hace que el mundo y el entorno laboral sean tan interesantes.

Cuando se presentan conflictos, su equipo se ve obligado a encontrar la solución que mejor se adapte a la situación. Esta es una habilidad muy buena para tener a mano, especialmente para aquellos interesados en futuras oportunidades de promoción.

## ✓ **Inspira a tomar riesgos**

Es posible que usted no piense que tomar riesgos es algo que se debe intentar en el trabajo. Sin embargo, existe algo así como la asunción de riesgos "saludables". Piénsalo de esta manera. Si estuvieras trabajando en un proyecto por tu cuenta y ese proyecto fracasara de alguna manera, serías responsable del fracaso en su totalidad.

Por otro lado, si está trabajando en equipo, sus compañeros de trabajo no sólo comparten ideas, sino también el éxito o el fracaso del resultado final. En esencia, el trabajo en equipo da a todos en el grupo la libertad de pensar con seguridad fuera de la caja y realmente pensar en nuevas posibilidades.

## ✓ **Aumenta la eficiencia**

Cuanto más eficazmente trabaje un equipo de empleados, más trabajo podrán realizar. Por supuesto, tener más gente significa ser capaz de hacer más esfuerzo. Pero, un equipo grande puede en realidad interponerse en el camino del otro si no están trabajando juntos de manera efectiva. Incluso si no trabaja directamente con un equipo, la comunicación efectiva con otros miembros de su organización ayuda a hacer las cosas lo más rápido posible.

## ✓ **Establece Confianza**

Terminar un proyecto con compañeros

de trabajo hace mucho para construir una relación con ellos. Una vez que te ayuden a hacer las cosas, sabrás que podrás confiar en ellos de nuevo en el futuro. Esta sensación de confianza le dará un nivel de seguridad que hará mucho más fácil trabajar y compartir ideas con sus compañeros de trabajo.

Por otro lado, si los miembros del equipo no confían los unos en los otros, pueden tomar decisiones que no son buenas para el negocio a largo plazo. Es posible que sientan que son los únicos miembros del equipo que pueden hacer el trabajo y, por lo tanto, intenten hacerlo todo por sí mismos. Esto podría llevar a una caída seria en la eficiencia, y potencialmente a problemas aún mayores si la tensión añadida hace que este empleado cometa un error.

# Formación de nuevos empleados

Si usted es el encargado de formar a los nuevos empleados en el lugar de trabajo, tendrá un gran impacto en su impresión de la organización en su conjunto. Si su capacitación es efectiva, y usted está ahí para ayudarlos cuando lo necesiten, ellos verán que la compañía es útil y un buen lugar para trabajar. Pero, si usted no les proporciona la ayuda que necesitan, es poco probable que establezcan una relación positiva con la compañía. Aquí hay algunas cosas que debe tener en cuenta mientras entrena a un nuevo empleado.

> ## ➤ **Enfoque en la construcción de fortalezas**

A medida que trabaje con un nuevo empleado, esté atento a las áreas en las que sobresalen y anímelo a aprovechar su experiencia. Esto no sólo los animará a hacer un buen trabajo ahora, sino que también los preparará para obtener una promoción para un trabajo que se adapte a sus habilidades en el futuro. Además, pregúnteles si tienen otras fortalezas que puedan ayudarles a hacer el trabajo. Ellos pueden ayudar a la compañía en formas que usted no había pensado de antemano.

> ### Encuentre recursos en línea (como lo está haciendo ahora)

Hay una serie de diferentes programas de aprendizaje disponibles en Internet que se adaptan bien a muchas empresas y organizaciones diferentes. Estos cursos típicamente incluyen instrucciones escritas y videos instructivos, así como componentes interactivos tales como cuestionarios, rompecabezas o incluso juegos. Con una variedad tan amplia de cursos disponibles, usted está obligado a encontrar un curso para cada departamento de su organización. Todo lo que se necesita es un poco de investigación.

> ***Pida ayuda***

Si tiene dificultades para capacitar a los nuevos empleados, puede que sea el momento de llamar para pedir ayuda. Las empresas de formación profesional en centros de trabajo están ahí fuera y pueden ayudar a educar a su personal en un gran número de cosas.

Típicamente, estos grupos vienen directamente a su lugar de trabajo para administrar su capacitación. Sin embargo, la asistencia proporcionada puede resultar bastante costosa. Para reducir al mínimo los costes de formación, piense en su personal actual. Si alguno de ellos tiene un talento excepcional en una de las áreas que cubre tu capacitación, pregúntales si estarían dispuestos a pasar algún tiempo con tus alumnos. Ellos pueden ser capaces de proporcionar ideas que no se le habrían ocurrido a usted.

### ➢ *Fomentar el aprendizaje*

Es difícil enseñar a alguien que no quiere escuchar lo que tienes que decir. Y, si sus nuevos empleados no están entusiasmados con su nuevo trabajo, puede ser difícil capacitarlos para hacer las cosas de manera efectiva.

Es importante que despierte interés en su aprendiz para que aprenda sobre su trabajo, en lugar de simplemente decirle qué hacer. Asegúrese de que sepan que no hay nada malo en hacer preguntas, aunque sea menos sobre su trabajo y más sobre la compañía en su conjunto. Cuanto más motivados estén para aprender, más mejorará su rendimiento a medida que pase el tiempo.

## *Dales algo para que lo logren*

Después de que usted haya instruido a su nuevo empleado sobre cómo hacer su trabajo, déles algo que hacer para que pueda ver qué tanto de su entrenamiento pueden recordar. Asegúrese de vigilarlos mientras lo hacen, pero trate de no interferir demasiado a menos que necesiten ayuda. No sólo le da una buena idea de lo que han aprendido, sino que también les ayudará a encontrar la manera de aplicarla a su nuevo trabajo y les ayudará a tener una sensación de logro.

### ✓ Mantenga la diversión

Una de las cosas más importantes que usted puede hacer para ayudar a construir una relación entre su aprendiz y su organización es mantener el tono ligero y amigable. Esto no significa que deba hacer que su entrenamiento sea menos efectivo, o que no trabaje tan duro durante el período de entrenamiento. Sólo asegúrese de sonreír y mantener las cosas positivas mientras trabaja con ellos. No sólo hará que el aprendizaje de su nuevo trabajo sea más placentero para ellos, sino que socializar con ellos ahora también podría llevarte a hacer un nuevo amigo en el futuro.

### ✓ **Tipos de conflictos en el lugar de trabajo**

Al igual que los conflictos en nuestras vidas personales, los conflictos en el lugar de trabajo pueden ser difíciles de evitar. Las disputas entre compañeros de trabajo a menudo se resuelven entre las partes involucradas sin problemas. Sin embargo, a veces puede ser necesario ponerse en contacto con su departamento de recursos humanos o con la alta dirección para resolver el problema si el conflicto no puede resolverse.

Parte de manejar los conflictos de manera efectiva es saber con qué tipo de conflicto en el lugar de trabajo se está lidiando cuando surge el problema.

✓ **Liderazgo**

Un cambio de liderazgo, como un nuevo supervisor o personal directivo, puede causar grandes conflictos entre los empleados. Un cambio repentino en el liderazgo puede tomar algún tiempo para acostumbrarse y puede ser estresante para usted y sus compañeros de trabajo en el proceso.

Los cambios drásticos en el liderazgo en el trabajo sacan a la gente de su zona de confort mientras tratan de ajustarse a las nuevas reglas y técnicas, todo mientras mantienen su carga de trabajo. Aunque al principio pueda parecer desalentador, gran parte de este conflicto puede evitarse proporcionando un resumen claro de cualquier cambio que se esté haciendo en las normas en el lugar de trabajo.

## ✓ Conflictos de carácter

Los conflictos de personalidad son algunos de los problemas más comunes entre los compañeros de trabajo. Puede ser difícil captar las señales sociales a las que no estás acostumbrado, o entender los manierismos que difieren de los tuyos y de las personas con las que estás en contacto regularmente. Es mejor tratar de

no tomar las cosas tan personalmente
para evitar confrontaciones innecesarias.


Si usted no puede pensar en una razón
por la cual su colega está actuando
negativamente hacia usted, es posible que
se haya dado cuenta de algo que no
estaba allí. Es muy poco probable que su
compañero de trabajo decidiera
arbitrariamente ser grosero con usted.

# *Es más fácil cambiarse a sí mismo que cambiar a los demás*

Típicamente, el cambio para mejor no es fácil de lograr para nadie. No puedes simplemente chasquear los dedos o agitar una varita mágica y esperar que dichos cambios ocurran de la noche a la mañana. Pero, ¡piense en lo grandioso que sería si realmente fuera posible cumplir la tarea!

Sin embargo, tenga esto en cuenta. Aunque es posible cambiar uno mismo (con un poco de esfuerzo - a veces más de lo que uno está dispuesto a poner en ello), es extremadamente difícil cambiar a los demás. Más aún, cuando te tomas el tiempo para pensarlo, ¿realmente tienes ese derecho?

Es difícil cambiar una situación en la que no se tienen antecedentes y todos los hechos. Lo mismo sucede con una persona. Hasta que no has caminado en los zapatos de alguien, no sabes por qué esa persona actúa de la manera en que lo hace. Usted puede tener una idea general, pero las generalidades no son suficientes.

Ya sea que estés en el trabajo o en otro lugar, cuando te apetezca cambiar a alguien, prueba esto en su lugar. Piense en cosas que USTED puede hacer para mejorar el tema. Salir y decirle a alguien que usted piensa que necesita cambiar es una manera segura de iniciar malos sentimientos entre ustedes dos. Honestamente, ¿cómo te sentirías si las cosas cambiaran y alguien te dijera que necesitas alterar la forma en que haces las cosas?

Un buen ejemplo de ello es la gestión

del tiempo. Usted nota que a uno de sus compañeros de trabajo le está resultando difícil cumplir con el cronograma en lo que respecta a la finalización de un proyecto. En lugar de ir a su gerente con una queja, ¿por qué no preguntarle al jefe si hay alguna manera de ayudar al individuo a mantenerse en el camino correcto? Puede que incluso aprendas algo nuevo en el proceso.

Si alguien quiere cambiar y te pide ayuda, es algo completamente diferente. Hacer todo lo posible para ayudarlos ayudará a asegurar la transformación que esperan lograr. A veces, todas las necesidades individuales son un empujón en la dirección correcta. Míralo de esta manera: probablemente harían lo mismo por ti.

➢ ***Cuándo llamar al jefe***

Muchos conflictos interpersonales en el trabajo pueden resolverse sin que la dirección se vea involucrada. Sus compañeros de trabajo son adultos, y usted debe ser capaz de llegar a un resultado razonable para cualquier disputa que pueda tener. Aunque es una buena idea mantener a su jefe informado sobre lo que sucede entre usted y sus compañeros de trabajo, acudir a ellos con cada asunto puede llevar a sus compañeros de trabajo a creer que usted no está dispuesto a escuchar su versión de la historia.

Sin embargo, si ninguno de los dos quiere ceder en el tema, puede ser una buena idea que un supervisor o un representante de RRHH medite en el conflicto por usted. Fije una hora en la que todos puedan reunirse para resolver el problema. Con una parte neutral involucrada para escuchar ambos lados de la historia, pueden estar más inclinados a frenar cualquier comportamiento que esté causando un problema.

## ➢ *Trabajos para Introvertidos*

Si usted es un introvertido, todavía puede aprovechar la orientación que se ofrece en este informe. Simplemente no tendrá que depender de él con tanta frecuencia. Si usted es del tipo tímido, considere solicitar el siguiente tipo de trabajo. Si no encuentra uno de inmediato, no se rinda. Están ahí fuera.

## ➢ *Cuidado de los animales*

Si le gustan los animales, piense en conseguir un trabajo en la oficina de un veterinario, en un refugio para animales o incluso en una tienda de mascotas. Aunque la paga es más baja que muchas otras oportunidades de empleo, la mayoría del tiempo se pasa trabajando con los animales. Deje la interacción con los humanos a sus compañeros de trabajo extrovertidos.

➤ *Gerente de Medios Sociales*

Al principio, esto puede parecer una elección extraña. Sí, el trabajo requiere interactuar con la gente. Pero, como todo se hace a través de Internet, no tienes que estar cara a cara con las personas con las que te estás comunicando. Con la creciente popularidad de las plataformas sociales, es probable que siempre haya una necesidad de esta posición gerencial "entre bastidores".

➤ *Reportero de la Corte*

En el momento de redactar este informe, la Oficina de Estadísticas Laborales indica que el ingreso medio de un reportero de la corte es de apenas $50,000 por año. Aunque se requiere que un reportero de la corte esté en la sala, él o ella tiene muy poca interacción con alguien. El único momento en que se requiere hablar es cuando alguien le pide al individuo que lea parte de la transcripción de la corte.

> ***Escritor independiente***

Gracias a la popularidad de Internet, las oportunidades de escribir por cuenta propia parecen estar en todas partes. Mejor aún, no necesitas un título universitario para empezar. Si puedes escribir de una manera interesante y tienes un conocimiento básico de la gramática, los clientes están ahí fuera esperando tu ayuda.

Típicamente, el único momento que tienes para interactuar con alguien es cuando estás hablando de un posible trabajo o tienes preguntas para un cliente actual. Incluso entonces, casi todo se puede hacer a través del correo electrónico.

> ***Traductor***

Si usted habla uno o más idiomas extranjeros, ¿por qué no hacer un uso adicional de estos conocimientos? El trabajo de un traductor es simplemente convertir documentos escritos o grabaciones de audio de un idioma a otro. No se requiere la participación adicional de los compañeros de trabajo.

*Otras opciones posibles, con una interacción humana limitada, incluyen las siguientes:*

- Conductor de camión o repartidor
- Guardia de seguridad
- Contador
- Paisajista
- Conserje
- Técnico de laboratorio o investigador
- Artista
- Diseñador gráfico

Para más ideas, tómese una hora más o menos para hacer una búsqueda en línea. Probablemente le sorprenderán las sugerencias de empleo para las personas que prefieren limitar la interacción con sus compañeros de trabajo.

## *Conclusión*

Esta información es sólo una pequeña muestra de las cosas que puede hacer para asegurarse de que siempre trabaje bien con los demás, independientemente de la descripción de su puesto de trabajo o de la posición que ocupe en la empresa. Obviamente, cuanto más fácil sea para usted interactuar con sus compañeros de trabajo y clientes, mayores serán las posibilidades de obtener un aumento o una promoción.

Es posible que tenga que trabajar en algunas de estas cosas antes de que empiecen a sentirse como algo natural. La buena noticia es que si ese es el caso, está totalmente bien. No te castigues por eso. No hay tal cosa como un empleado perfecto, no importa cuánta educación o

experiencia en el campo que él o ella 
tenga.

En cualquier trabajo, dos de los rasgos 
más importantes a poseer son la diligencia 
y la honestidad. Siempre y cuando 
exhibas estas dos cualidades, es muy 
probable que tengas éxito y, mejor aún, 
que te sientas bien al hacerlo.

Así como no hay un empleado perfecto, 
no hay un trabajo perfecto o un conjunto 
de compañeros de trabajo. Probablemente 
habrá momentos en que te sientas 
frustrado por ambas, lo cual es 
perfectamente natural. Durante esos 
períodos, haga todo lo que pueda para 
mantenerse positivo sobre la situación.

Ser positivo es una decisión que usted 
toma. No sólo depende de las cosas 
buenas que te suceden. Si usted sigue

siendo positivo incluso cuando las cosas no son las mejores, sus compañeros de trabajo serán más propensos a darse cuenta de su actitud y tratar de igualarla.

Algunas personas son más introvertidas y prefieren trabajar solas. Si usted cae en esta categoría, eso también está bien. Mientras puedas encontrar un trabajo que te guste hacer, eso es lo más importante. Sin embargo, es posible que desee considerar esto. Al practicar algunas de las sugerencias de este informe, es posible que poco a poco te encuentres un poco más extrovertido.

Si eso sucede y usted se siente más cómodo con la gente, puede ser el momento de intentar ampliar sus horizontes laborales. Esta nueva sensación de confianza no ocurrirá de la noche a la mañana. Pero, con la práctica en la paciencia, usted puede eventualmente encontrarse queriendo trabajar con otros. Y, ciertamente no hay nada malo en ello.

Sólo recuerde que todo no sucederá de la noche a la mañana y que tomará tiempo antes de que usted vea un cambio en su vida para mejor.

Ahora sí, te deseo lo mejor en tus resultados, y recuerda, todo es práctica; no te sirve de nada la teoría sin acción. Lleva a la vida real todo lo que aprendes.

Un fuerte abrazo, tu amigo, Gaston!

Por cierto, cuando logres conseguir tus resultados poco a poco, te recomiendo mucho, si deseas mejorar tus habilidades sociales, te recomiendo mucho, el libro de un gran amigo mio, sobre "COMO

CONTROLAR LA ANSIEDAD SOCIAL Y LOS ATAQUES DE PÁNICO", es un libro que estoy seguro de que te ayudara mucho a evitar cualquier tipo de ansiedad.  Sin más dilación, puedes encontrarlo en el buscador de Amazon, como: "Como controlar la ansiedad social y los ataques de pánico" ó buscando su nombre, como: "Jorge O. Chiesa"... Una vez más te deseo éxito en tus resultados!

www.ingramcontent.com/pod-product-compliance
Lightning Source LLC
Chambersburg PA
CBHW071238240726
48654CB00009B/1109

# OLIO DI COCCO

## MANUALE COMPLETO

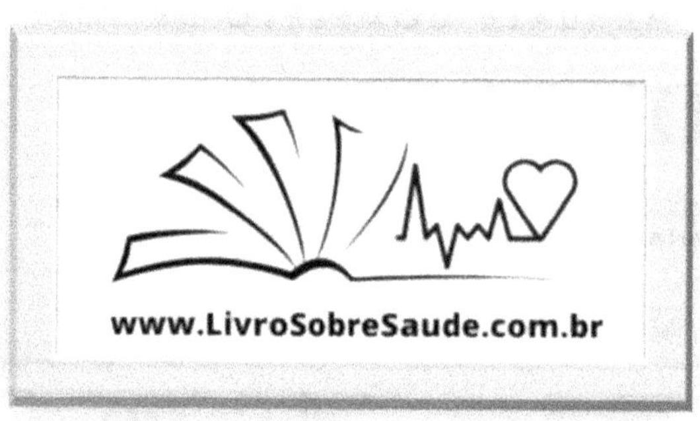

# SOMMARIO

## INTRODUZIONE - IL MITO DEL COCCO

L'albero di cocco è una delle piante più versatili esistenti. Sebbene conosciamo tutti il cocco come fonte di cibo, molti di noi non sono consapevoli della miriade di altri benefici che ha il cocco. In molti paesi, i gusci di cocco vengono intrecciati in tessuti opachi, isolanti e altro ancora.

Le conchiglie stesse sono usate come ciotole, per fare utensili e come dispositivi di galleggiamento per zattere. Tuttavia, è la noce di cocco stessa che attira il maggior interesse. La polpa di cocco ha un bel sapore ed è utilizzata in tutto il mondo nei più diversi stili di cucina. Il latte di cocco è bello da bere da solo ed è anche l'ingrediente principale del curry in tutto il mondo.

Nel corso degli anni, sono state fatte molte, molte affermazioni sui benefici naturali per la salute dell'olio di cocco, specialmente riguardo alle sue proprietà dietetiche e medicinali.

Questo è il motivo per cui in occidente, l'olio di cocco è diventato rapidamente un prodotto di consumo popolare, con migliaia di aziende che lo includono nei loro prodotti di bellezza e migliaia di ricette che lo includono come alternativa ad altri oli.

Tuttavia, ci sono ancora molte controversie sui reali benefici per la salute del cocco e ci sono ancora dibattiti sul fatto che le affermazioni sui suoi benefici siano state sopravvalutate.

È qui che entra in gioco questo libro. Abbiamo studiato attentamente i benefici dell'olio di cocco e abbiamo descritto in dettaglio tutte le fantastiche qualità che possono derivare dal consumo di olio di cocco e dall'applicazione sulla pelle.

Tralasciamo alcuni presunti benefici a causa della mancanza di prove a sostegno e speriamo che questo libro aiuti a dissipare i miti che circondano l'olio di cocco, fornendo al lettore la conoscenza dei trattamenti con olio di cocco che si applicheranno a tutti nella loro vita normale vivono.

Grazie per aver acquistato questo e-book e speriamo che ti aiuti, poiché ci ha aiutato.

# OLIO DI COCCO E CAPELLI

L'olio di cocco è da tempo considerato uno dei migliori prodotti naturali per la salute del condizionamento dei capelli nel mondo naturale.

Molte persone in tutto il mondo usano l'olio di cocco come unico prodotto per il condizionamento dei capelli in quanto è relativamente poco costoso e dà risultati notevoli.

I benefici dell'olio di cocco per i capelli sono numerosi. L'olio di cocco aiuta a mantenere i capelli completamente idratati, favorisce la crescita totale e crea capelli forti, mantenendo il cuoio capelluto libero da squame. Il suo principale vantaggio deriva dall'aumentare la ritenzione di proteine nei capelli, consentendo una crescita più completa e più forte.

Sebbene molte aziende utilizzino piccole quantità di olio di cocco vergine nei loro prodotti all'avanguardia, molte persone si rivolgono ora all'olio di cocco vergine puro per i benefici che porta.

I principali vantaggi dell'utilizzo dell'olio di cocco o anche della crema all'olio di cocco sui capelli possono essere esposti osservando le proprietà chimiche dell'olio di cocco.

Le persone spesso prescrivono l'olio di cocco come rimedio per la caduta dei capelli, o almeno per ritardare la comparsa di capelli senza peli, e presto possiamo capire perché.

**Acido laurico**

L'acido laurico si trova principalmente nell'olio prodotto dalle noci di cocco. Una delle principali cause di caduta dei capelli e recessione dell'attaccatura dei capelli è l'azione dei microbi sul cuoio capelluto e alla base dei follicoli.

L'acido laurico agisce come un olio antimicrobico che previene l'accumulo di microbi dannosi, prevenendo la caduta dei capelli e stimolando una crescita fresca e forte.

Ciò significa che l'olio di cocco non è solo ottimo per i tuoi capelli, ma può anche prevenirne la caduta se usato regolarmente.

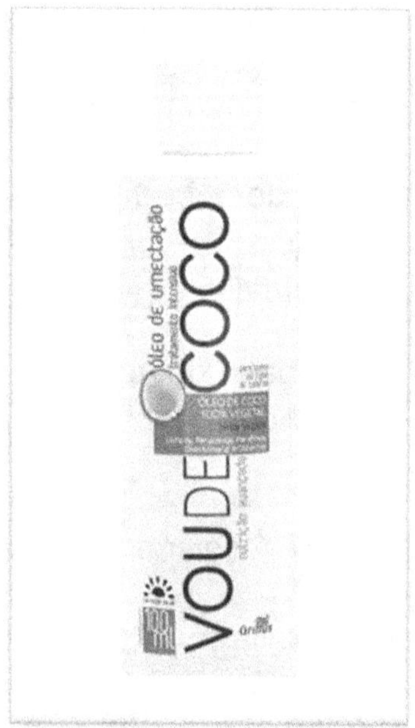

LINK >>> https://amzn.to/3jWZsJc

## ACIDO CAPRICO

L'olio di cocco vergine contiene un'alta resa non solo di acido laurico, ma anche di acido caprico.

L'acido caprico è un altro antimicrobico che funziona in modo simile all'acido laurico.

Combatte i microbi alla fonte, prevenendo la caduta e la diffusione dei capelli, stimolando la crescita di nuovi capelli.

## VITAMINA E

Sappiamo tutti quanto sia importante la vitamina E per la salute naturale in generale.

La vitamina E aiuta a mantenere la pelle in perfette condizioni ed è uno dei principali modi in cui i capelli mantengono la loro lucentezza ed elasticità.

## ACIDI GRASSI

Gli acidi grassi nell'olio di cocco sono un ottimo meccanismo antiforfora che supera di gran lunga la maggior parte degli shampoo antiforfora. L'applicazione regolare ammorbidisce e idrata la pelle, riducendo l'accumulo di capelli e fiocchi.

I benefici dell'olio di cocco vergine per i tuoi capelli sono fantastici. Ecco perché sempre più persone sostituiscono i loro shampoo e balsami tradizionali con prodotti a base di olio di cocco puro o ad alta densità.

Molte persone hanno già iniziato a utilizzare l'olio di cocco per motivi stilistici, poiché agisce in modo simile alla cera per capelli o al gel, senza produrre i tipici fiocchi di cera e senza compromettere la resistenza delle ciocche.

Ciò è dovuto alla capacità degli oli di cocco di trattenere l'umidità a quasi tutte le temperature.

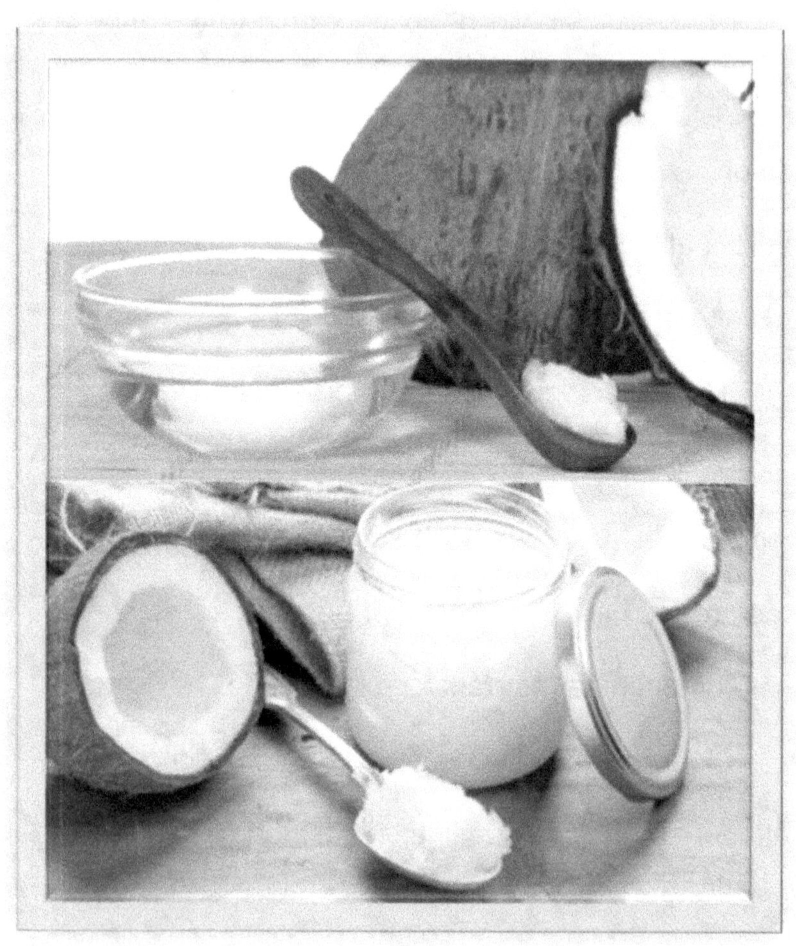

# OLIO DI COCCO E CURA DELLA PELLE

I benefici naturali per la salute degli oli di cocco vanno ben oltre i fantastici benefici per i tuoi capelli che abbiamo visto nella prima sezione di questo libro.

L'olio di cocco ha anche una serie di fantastici benefici per la tua pelle.

Il primo, come abbiamo già visto, è il grande beneficio della vitamina E. La vitamina E mantiene la pelle sana, senza macchie e protegge dal cancro della pelle.

La vitamina E nell'olio di cocco agisce come un antiossidante, ovvero protegge le cellule della pelle dalla luce ultravioletta, dall'inquinamento e dagli effetti negativi del fumo e di altri "radicali liberi". Il più notevole di questi è, ovviamente, la prevenzione del cancro della pelle, che rende l'olio di cocco una delle forme più benefiche di crema solare disponibile.

La vitamina E aiuta anche a ridurre la comparsa di smagliature e previene la comparsa di macchie senili ringiovanendo le cellule della pelle nel corpo.

Poiché l'olio di cocco ha un alto contenuto di vitamina E, molte persone lo usano come sostituto sostanziale di costose creme solari o come integratore per la protezione solare poiché è meno dannoso per la pelle.

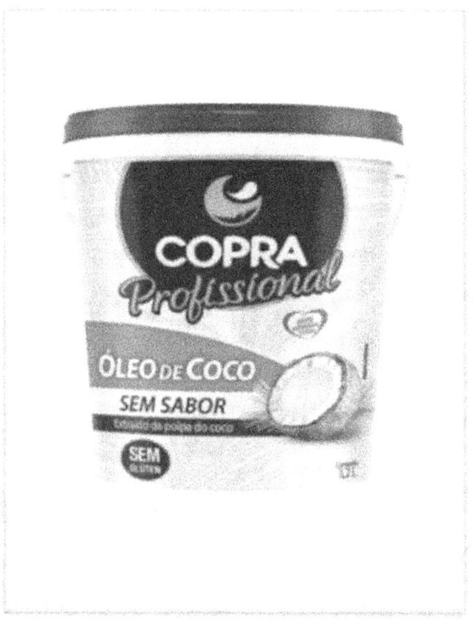

LINK >>> https://amzn.to/3dojIAF

L'olio di cocco ha anche fantastici benefici idratanti che vanno oltre il semplice alto contenuto di vitamina E.

L'olio di cocco vergine è un idratante altamente efficace e completamente naturale.

È improbabile che crei reazioni avverse, poiché è completamente naturale, il che significa che, a differenza di molte creme idratanti, non devi preoccuparti di eruzioni cutanee e macchie spiacevoli che compaiono sulla pelle. Inoltre, rispetto alla maggior parte delle creme idratanti - che, ammettiamolo, hanno un prezzo esorbitante - l'olio di cocco costa poco e dura a lungo.

In termini di rimedi naturali, l'olio di cocco tratta e allevia molte comuni condizioni della pelle, tra cui eczema, dermatite e psoriasi. Ecco perché è un ingrediente comune nei trattamenti per la pelle in tutto il mondo.

Quindi a questo punto probabilmente stai pensando che sia fantastico. Ne comprerò un po ', ma in realtà ci sono ancora più benefici per la tua pelle con l'olio di cocco.

Infine, l'olio di cocco funziona davvero come una crema antietà. Gli antiossidanti della vitamina E forniscono un primo strato di protezione dal sole, ma la combinazione di questo con l'acido laurico contenuto nell'olio di cocco mantiene la pelle libera dai batteri. Ciò significa che l'olio di cocco sta dando alla tua pelle un doppio aiuto di effetti benefici. Questo favorisce l'anti-invecchiamento della pelle, poiché combatte i batteri e rinforza il tessuto cutaneo.

L'olio di cocco è davvero uno dei prodotti più meravigliosi della natura e nel prossimo capitolo ne vedremo di più.

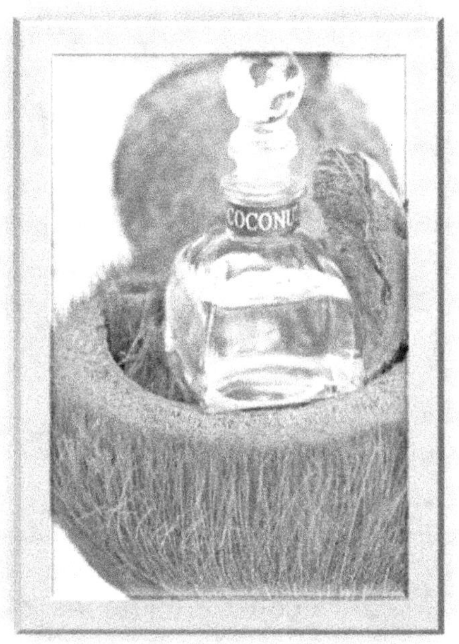
COCONU

## OLIO DI COCCO E PERDITA DI PESO.

Molte persone pensano che, poiché l'olio di cocco vergine ha un'alta percentuale di grassi saturi, è dannoso per te mangiare.

Questo è uno dei più grandi miti che circondano l'olio di cocco e ora torna indietro per sfatare quel mito e vedere come puoi usare l'olio di cocco come aiuto per perdere peso.

La composizione chimica dei grassi di cocco

Il 90% dell'olio di cocco è costituito da grassi saturi. Sembra un incubo, non è vero, ma uno sguardo più attento rivela la sorprendente verità.

Questo perché la maggior parte degli acidi grassi saturi nell'olio di cocco sono noti come trigliceridi a catena media. I trigliceridi a catena media sono in realtà più facili da abbattere nel corpo rispetto ad altri grassi saturi. Soprattutto quelli che si trovano nei fast food e in altri prodotti creati artificialmente.

Questo perché ci sono differenze fondamentali nella composizione della catena di questi grassi, il che significa che sono più difficili da abbattere per il tuo corpo, il che, a sua volta, significa che è più probabile che si accumulino nelle arterie e nel tessuto cutaneo.

Inoltre, i grassi saturi nell'olio di cocco, in particolare l'acido laurico, aumentano effettivamente il metabolismo del corpo e promuovono la salute ottimale della tiroide e dei sistemi enzimatici. Avere un metabolismo elevato significa che il corpo brucia calorie a un ritmo più veloce.

Ciò è dovuto all'acidità dell'acido gastrico e all'efficacia con cui può convertire il cibo in energia. Avere un intestino sano aumenterà notevolmente le tue possibilità di avere un metabolismo elevato e ti aiuterà a iniziare a perdere peso.

Gli enzimi contenuti nell'olio di cocco agiscono effettivamente come catalizzatori per l'acidità di stomaco e aiutano ad abbattere i grassi a un ritmo più elevato e, poiché il tuo metabolismo aumenta, puoi bruciare una percentuale maggiore delle calorie che mangi.

Aiutano anche a promuovere un intestino sano, combattendo i batteri e rafforzando il rivestimento dello stomaco. Pertanto, l'olio di cocco è in realtà molto meglio da usare in cucina e nel cibo rispetto ad altre alternative, poiché ha ulteriori benefici non presenti nell'olio vegetale e nell'olio d'oliva.

L'olio di cocco vergine, poiché contiene il 50% di acido laurico, merita sicuramente di essere incluso nella tua dieta. Il modo più semplice per farlo è sostituire l'olio da cucina con l'olio di cocco, che, tra l'altro, è molto più complementare al gusto di molti cibi, in particolare il curry e il soffritto. In alternativa, puoi anche usare il latte di cocco più regolarmente nella tua cucina, poiché può essere un ingrediente chiave in una varietà di deliziosi curry.

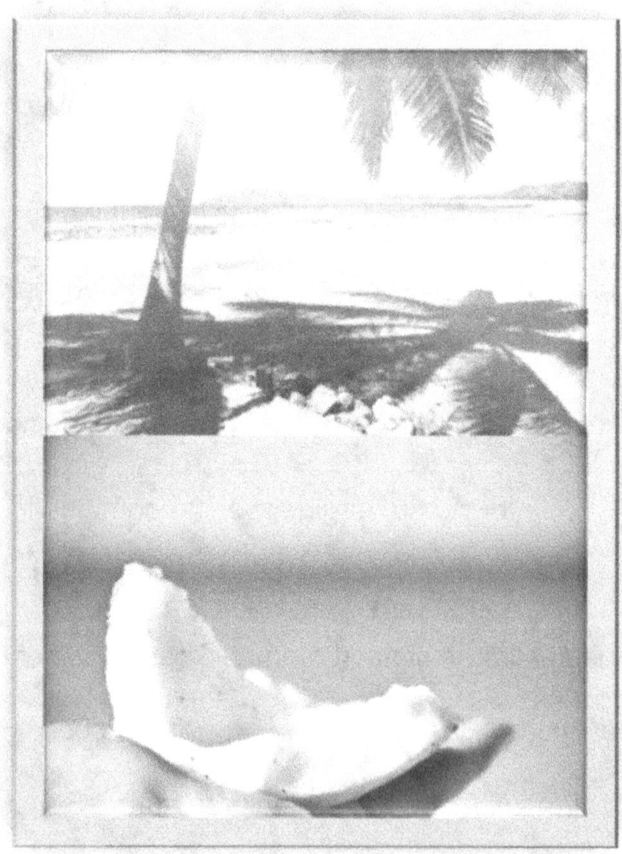

# OLIO DI COCCO COME AIUTO ALLA DIGESTIONE

L'olio di cocco è considerato un utile integratore per aiutare la digestione. Questo è uno dei motivi principali per cui è l'ingrediente principale di molte fonti di curry e perché il curry si abbina così bene.

Come abbiamo visto nei capitoli precedenti, l'olio di cocco ha forti benefici antimicrobici che, se ingeriti, aiutano a combattere i batteri nocivi e rafforzano il sistema immunitario.

Molti problemi digestivi sono causati dalla presenza di microbi nel cibo che mangiamo.

Abbiamo un insieme naturale di microbi nell'acidità dello stomaco che aiutano la digestione, ma di solito reagiscono negativamente con alcuni enzimi presenti in altri alimenti.

Ciò significa che il mezzo principale con cui l'olio di cocco vergine può aiutare la nostra digestione è curare l'indigestione.

L'indigestione è principalmente causata dall'acido nello stomaco che irrita il rivestimento dello stomaco e la parte superiore dell'intestino tenue. Il processo più comune che causa questo è noto come reflusso acido.

Ciò è più comunemente causato da una cattiva alimentazione e dall'obesità, nonché da ulcere gastriche e altre infezioni allo stomaco.

I grassi saturi dell'olio di cocco, in particolare l'acido laurico e l'acido caprico, aiutano lo stomaco e il sistema digestivo a neutralizzare i microbatteri. Questi grassi aiutano a rimuovere batteri e funghi parassiti, mantenendo prestazioni ottimali del tratto digerente e dello stomaco.

Sebbene questi benefici siano ottimi in caso di indigestione, aiutano anche a mantenere il resto del tuo corpo pulito e sano. L'olio di cocco è ricco di vitamine e minerali, ma gli acidi grassi al suo interno stimolano l'assorbimento della maggior parte delle altre vitamine e minerali da parte del corpo.

Questo perché gli enzimi che vengono rilasciati quando le catene di acidi grassi si rompono agiscono da catalizzatore per l'assorbimento di altre vitamine e minerali.

Ma prima di ingoiare litri di olio di cocco, sappi che avrebbe un impatto negativo sulla tua salute generale. Sebbene l'olio di cocco sia un ottimo modo per curare l'indigestione e sia benefico per il sistema digestivo in generale, un uso eccessivo di olio di cocco può avere conseguenze negative.

Questo perché, mentre i grassi saturi nell'olio di cocco vergine non sono dannosi per la salute, in piccole dosi, grandi quantità equivarranno a mangiare molta carne malsana e latticini. Quindi è meglio usare l'olio di cocco per cucinare, senza rovesciare l'intera bottiglia su ogni pasto.

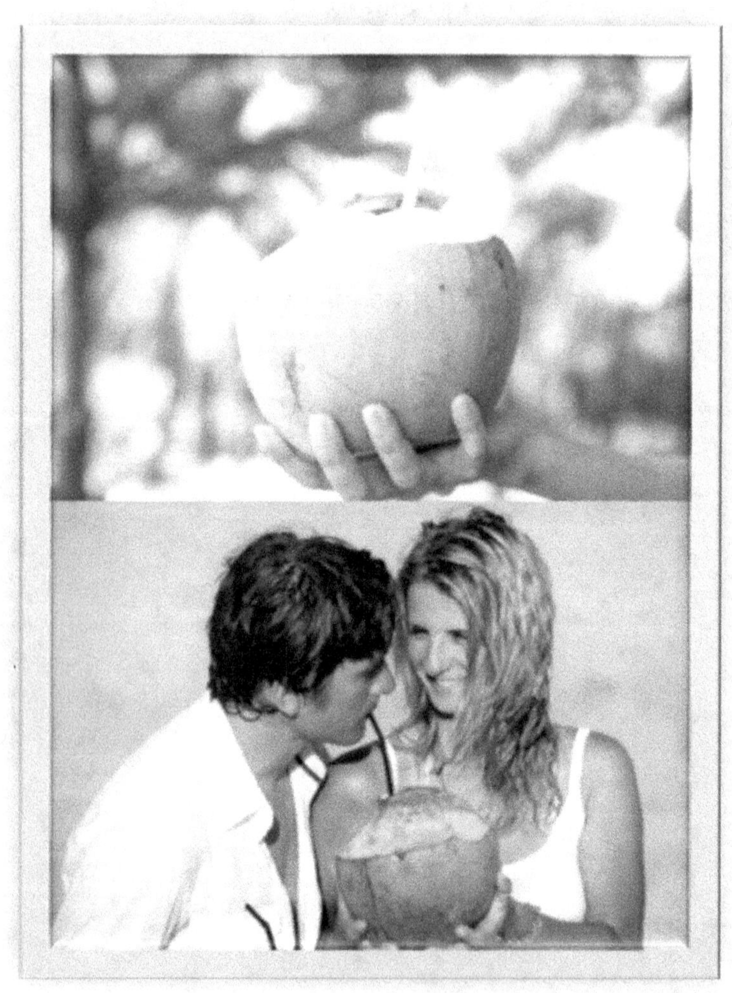

# L'OLIO DI COCCO COME AIUTO PER IL SISTEMA IMMUNITARIO

Mantenere una dieta ben bilanciata e monitorare attentamente l'assunzione giornaliera di cibi e bevande sono essenziali per mantenere un sistema immunitario equilibrato e sano. Il tuo sistema immunitario deve combattere molti batteri ogni giorno e avere un sistema immunitario basso significa che hai maggiori probabilità di contrarre virus e altre malattie.

L'ingestione di olio di cocco può aiutare il tuo sistema immunitario in diversi modi.

Come abbiamo già discusso, l'olio di cocco ha grandi benefici per la salute naturale e funziona come una cura efficace per una serie di malattie comuni, tra cui eczema, indigestione e una varietà di condizioni della pelle, come le macchie dell'età. Tuttavia, l'olio di cocco può anche aiutare il tuo sistema immunitario in molti modi sorprendenti.

Il modo principale in cui l'olio di cocco può rafforzare il tuo sistema immunitario è mangiare grassi saturi, i più benefici dei quali sono i trigliceridi a catena media.

Questi sono i grassi saturi più facilmente digeribili, poiché il corpo li trasporta direttamente al fegato, dove non vengono utilizzati per la produzione di grassi, quindi non devi preoccuparti troppo di aumentare il colesterolo poiché rinforza il sistema immunitario.

I trigliceridi a catena media sono utilizzati dal sistema immunitario per creare antimicrobici, che più comunemente chiamiamo anticorpi. Gli anticorpi sono il principale meccanismo di difesa del corpo quando si combattono infezioni e virus, quindi è necessario disporre di quantità moderate di grassi saturi per mantenere alta la produzione di anticorpi.

I grassi dell'olio di cocco contengono lipidi antimicrobici con proprietà antivirali e antimicotiche. L'olio di cocco contiene acidi laurico, caprilico e caprilico che, una volta scomposti, vengono convertiti in anticorpi specifici utilizzati nelle difese del tuo corpo contro una serie di malattie, tra cui herpes, influenza e altre infezioni / malattie.

Avere gli anticorpi giusti per combattere batteri specifici è fondamentale per il benessere del tuo corpo, quindi aggiungere un po 'di olio di cocco alla tua dieta è un modo semplice per assicurarti di rimanere felice e in salute.

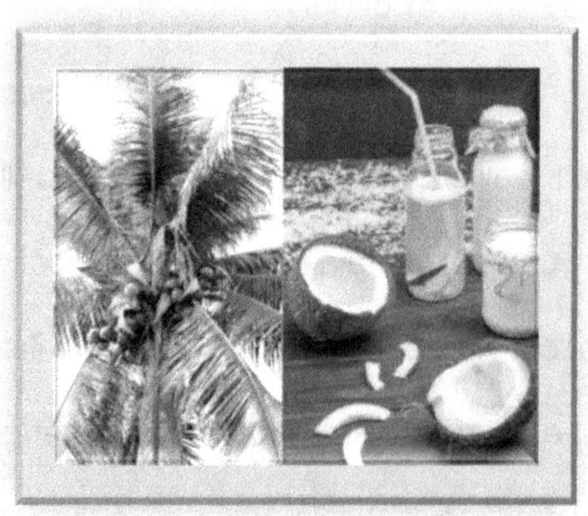

# L'OLIO DI COCCO PUÒ AIUTARE A COMBATTERE LE INFEZIONI?

Abbiamo già visto che l'olio di cocco può aiutare a combattere una varietà di infezioni e che aiuta il tuo sistema immunitario grazie agli acidi grassi come l'acido laurico e l'acido caprico. Tuttavia, i benefici per la salute naturale dell'olio di cocco vanno ben oltre, poiché è un trattamento versatile per una varietà di infezioni interne ed esterne. Questo è ciò che esamineremo in questo capitolo.

In primo luogo, l'olio di cocco esternamente può essere utilizzato per trattare una varietà di condizioni della pelle ed è brillante per tagli, graffi e contusioni.

Sulla pelle, l'olio di cocco vergine è adatto per prevenire le comuni malattie della pelle, come l'eczema e altre eruzioni cutanee, poiché crea uno strato impermeabile di olio tra la pelle e l'aria. Mentre questo di solito può far diventare la tua pelle malsana e non essere in grado di respirare correttamente, la composizione chimica dell'olio di cocco in realtà arieggia la tua pelle e la idrata allo stesso tempo.

Non dovresti essere coperto di olio di cocco 24 ore al giorno, sette giorni alla settimana, ma applicare uno strato due volte al giorno manterrà le irritazioni della pelle sotto controllo e ti lascerà con una pelle più sana.

In tagli, contusioni e graffi, l'olio di cocco vergine aiuta come sopra, mantenendo l'area libera da infezioni. Tuttavia, gli effetti idratanti aiutano anche a guarire la pelle, fornendole i nutrienti di cui ha bisogno per ringiovanire e riparare il tessuto cutaneo. I nutrienti nell'olio di cocco non solo aiutano a guarire la pelle, ma anche a indurirla: questo è ottimo per rimuovere le smagliature e ridurre al minimo le cicatrici.

In secondo luogo, gli enzimi dell'olio di cocco sono noti per uccidere molti virus, tra cui influenza, morbillo, herpes, epatite e SARS. Ciò significa che l'olio di cocco può davvero proteggerti da alcune delle peggiori malattie a cui siamo esposti nel mondo moderno. Gli enzimi agiscono semplicemente abbattendo i batteri nocivi, neutralizzando così ogni potenziale che hanno per creare effetti negativi.

In terzo luogo, l'olio di cocco è un ottimo trattamento per la candidosi e altre infezioni fungine

L'olio di cocco biologico è uno degli aiuti naturali più efficaci per combattere completamente la candida.

Cambiare la tua dieta in questo modo semplice può davvero aiutarti ad alleviare per sempre la candiasi.

La candida è notoriamente difficile da rimuovere dal corpo, poiché la fonte dell'infezione non è necessariamente la stessa del sito dell'infezione stessa.

La Candida cresce in un ambiente a basso PH ed eccessivamente tossico. Se sei in sovrappeso, mangi molto cibo spazzatura o se sei sottopeso e sedentario, la pelle del tuo corpo e il tuo sistema immunitario sono meno tolleranti, il che significa che probabilmente svilupperai infezioni da lieviti o candida molto più spesso .

Nella tua dieta, l'olio di cocco aiuta a rafforzare il tuo sistema immunitario, oltre ad essere una fonte molto migliore di grassi saturi rispetto al cibo spazzatura, aiutandoti a perdere peso mantenendo una dieta equilibrata.

Applicati esternamente, i nutrienti dell'olio di cocco aiutano a proteggere la pelle e creano una barriera ai radicali liberi esterni, rendendo improbabile che le infezioni si ripetano. L'applicazione topica dell'olio di cocco aiuterà anche a lenire la pelle, il che significa che non soffrirai la stessa irritazione. L'olio di cocco agisce come un fungicida rompendo letteralmente il fungo e prevenendo la crescita del fungo.

Questo rende l'olio di cocco uno dei migliori rimedi naturali per un'ampia varietà di afflizioni comuni. È davvero una meraviglia del mondo naturale e saresti negligente se non ne comprassi un po 'oggi.

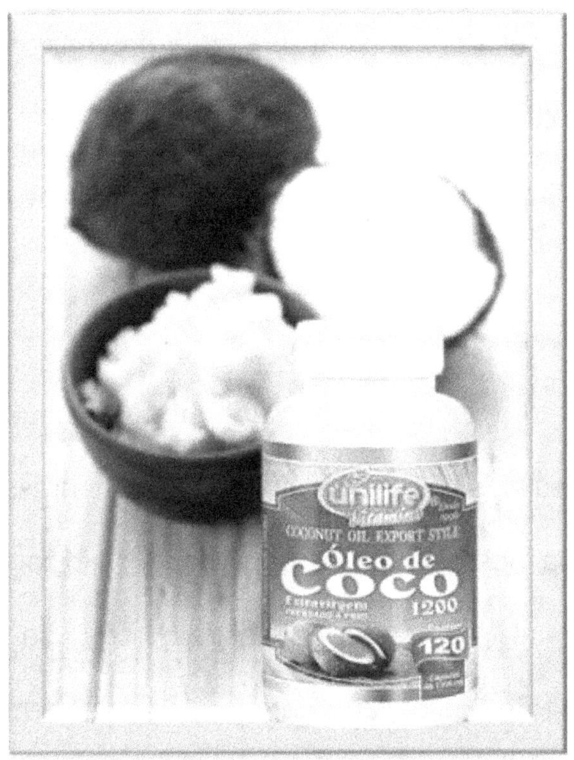


**LINK >>> https://amzn.to/3lzaKn8**

# OLIO DI COCCO E MALATTIE CARDIACHE

In quest'ultima sezione esamineremo i presunti benefici dell'olio di cocco in termini di prevenzione delle malattie cardiache. Questa è forse l'area di dibattito più controversa nella ricerca sull'olio di cocco.

L'elevata quantità di grassi saturi nell'olio di cocco sembra indicare che avrebbe un impatto negativo sulla salute, creando più tessuti grassi. Tuttavia, la ricerca sulla composizione chimica di questi grassi saturi ha dimostrato che sono principalmente trigliceridi a catena media, la forma meno dannosa e più benefica di grassi saturi che il tuo corpo può utilizzare.

Le malattie cardiovascolari in tutto il mondo causano più di 12,5 milioni di morti ogni anno, mentre negli Stati Uniti più di 60 milioni di persone soffrono di qualche forma di malattia cardiovascolare (cardiaca). La forma più comune di questa malattia è la malattia coronarica, che deriva dall'accumulo di grasso, placca e tessuto cicatriziale attorno alle arterie.

Le cause più comuni di malattie cardiovascolari sono;

- Colesterolo alto

- Eredità

- Fumo

- Obesità

- Alta pressione

- diabete

Ciò significa che l'olio di cocco sembrerebbe un candidato improbabile come integratore alimentare per ridurre il rischio di malattie cardiache, ma in realtà non lo è.

Ha tutto a che fare con il tipo di grassi saturi che mangiamo regolarmente. Quelli dello Sri Lanka, ad esempio, hanno il rischio di malattie cardiovascolari più basso al mondo e il loro principale olio da cucina proviene dal cocco.

Questo può sembrare casuale, ma c'è stato un marcato aumento delle malattie cardiovascolari in Sri Lanka e in India che si è adattato all'aumento dell'uso di oli vegetali che hanno sostituito i tradizionali coadiuvanti di cucina e materiali di consumo.

I grassi saturi nella maggior parte delle diete occidentali sono di un tipo molto peggiore. Questi sono trigliceridi a catena alta che il corpo non può abbattere in modo efficiente come le catene medie.

Ciò significa che si accumulano come depositi di grasso intorno al cuore e alle arterie, aumentando il rischio di malattia coronarica. Sostituire oli e margarine con olio di cocco riduce effettivamente il rischio di malattie cardiache e aiuta a perdere peso.

Chiaramente, quindi, possiamo vedere che, nonostante il suo aspetto, l'olio di cocco è in realtà un'alternativa migliore ad altri oli e dovrebbe essere sicuramente usato il più spesso possibile per migliorare la tua dieta e ridurre il rischio di malattie cardiache.

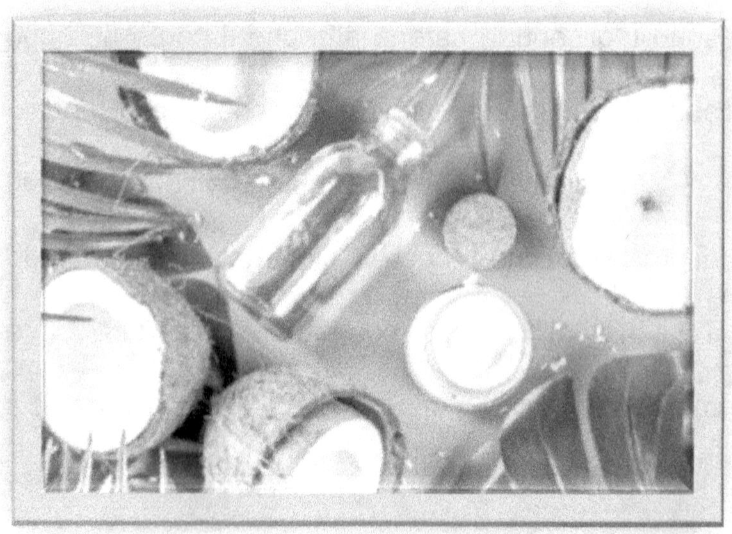

# I FANTASTICI BENEFICI NATURALI PER LA SALUTE DELL'OLIO DI COCCO

L'olio di cocco è davvero uno dei prodotti più meravigliosi della natura. Questo può aiutare in così tanti modi nella tua dieta e salute che dovremmo essere incoraggiati a cambiare la nostra dieta e migliorare il nostro benessere generale.

Mantenere una dieta equilibrata e fare il meglio che puoi per il tuo corpo è essenziale per una vita lunga e fruttuosa. Il fatto che l'olio di cocco possa anche trattare una varietà di afflizioni e disturbi comuni serve solo a rafforzare la necessità di averlo a portata di mano in ogni momento.

Spero che questa guida pratica ai benefici dell'olio di cocco sia utile per molti anni a venire.

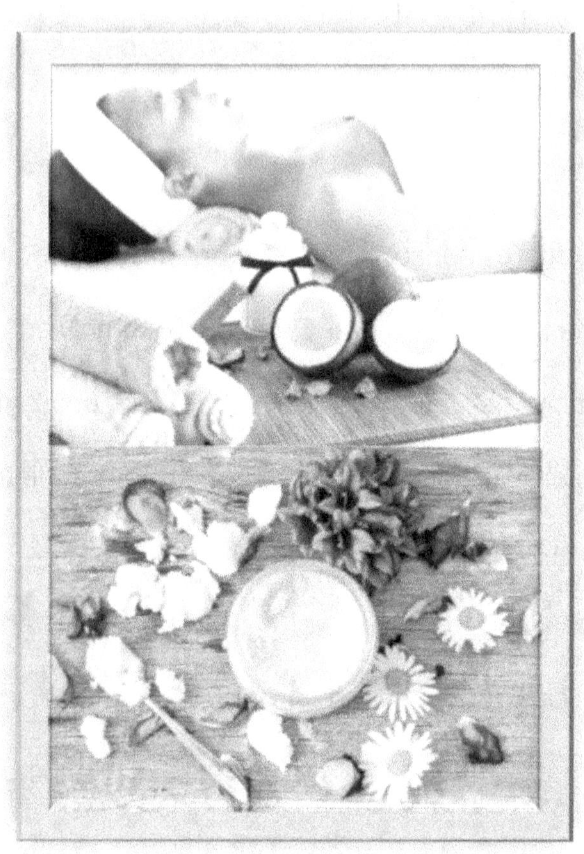

## INTEGRATORI NATURALI

Bevi questo succo per combattere le infezioni durante tutto l'anno per rimanere in salute.

L'aglio contenuto in questo succo contiene potenti proprietà antimicrobiche che rinforzeranno istantaneamente il tuo sistema immunitario.

Ingredienti:

1 barbabietola piccola

3 carote

6 gambi di sedano (con foglie)

1 gambo di broccoli

2 spicchi d'aglio

Istruzioni:

Mescola tutto in un frullatore fino a che liscio.

Versare in un bicchiere alto con ghiaccio. Bevi súbito

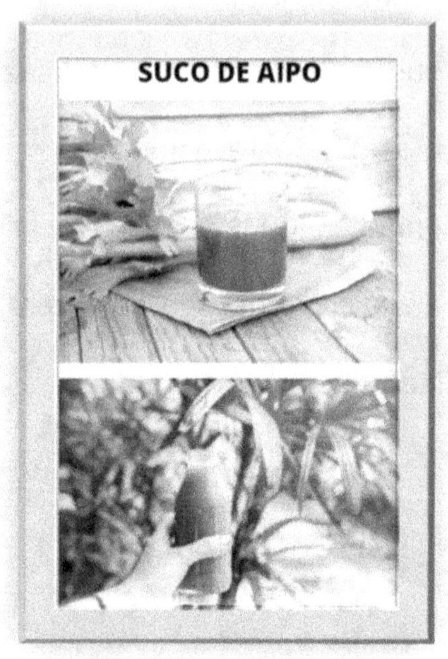

SUCO DE AIPO

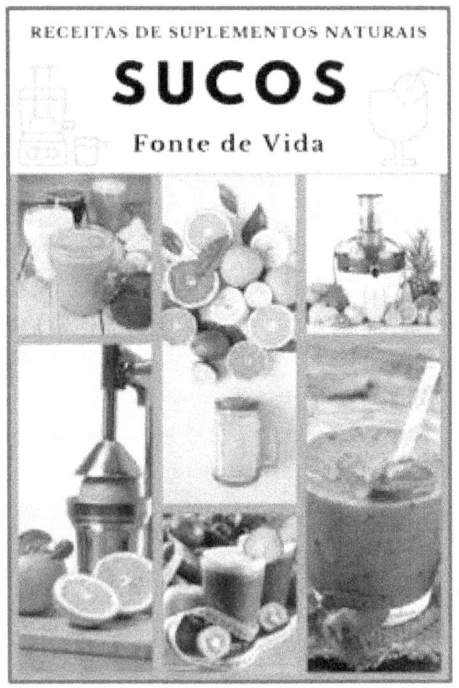


Link >>>> https://amzn.to/37iS3jU

SUCCO ANTIETÀ:

ENTRATE Nº 1

Ingredienti:

3 gambi di sedano

3 mele intere

½ cetriolo

1 cucchiaino di radice di zenzero

5 foglie di cavolo

1 limone

1 arancia grande (sbucciata)

Istruzioni:

Taglia il cetriolo, le mele, il limone, la radice di zenzero e il sedano piccoli piccoli pezzi. Gettali nel tuo spremiagrumi. Quindi aggiungi il file

cavolo e frullare il composto fino a renderlo liscio. Servire freddo.

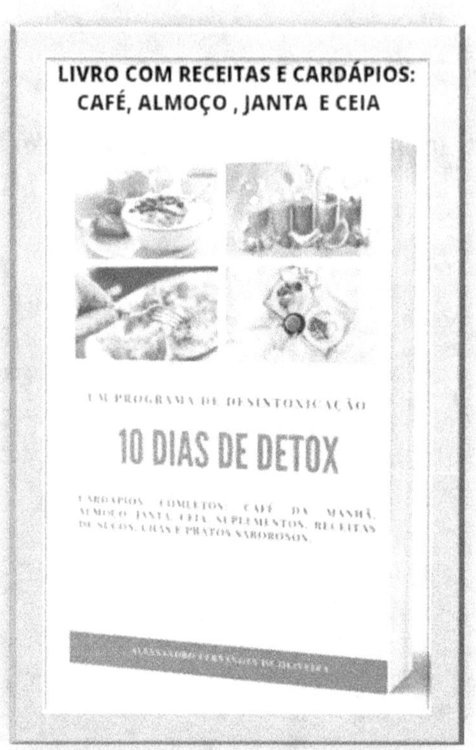



Link>> https://amzn.to/37deXZT

## SUCCO ANTIETÀ:

**Ricetta n. 2**

Ci sono molte cose che portano a un invecchiamento visibile, in particolare lo stress e l'abbondanza di radicali liberi nel tuo corpo.

Incorporando un succo a base di antiossidanti nella tua dieta, puoi trasformare le tue mani di tanto in tanto per sembrare e sentirti più giovane.

Questa ricetta a base di succo antietà aiuterà a ridurre i segni dell'invecchiamento, minimizzare le rughe e lascerà una pelle sana, luminosa e radiosa.

**Aiuterà anche a regolare la pressione sanguigna.**

**È una delle nostre ricette preferite!**

Ingredienti:

2 tazze di mirtilli

½ tazza di fragole

1 grande foglia di cavolo

½ barbabietola piccola

2 tazze d'acqua

Istruzioni:

Mescola tutto, iniziando con frutta e acqua. Inserisci

su barbabietole e cavoli. Servire con ghiaccio.

1. centrifughe

Gli spremiagrumi centrifughi sono probabilmente gli spremiagrumi più comuni. Questo perché di solito sono più economici e facili da usare.

Questo tipo di spremiagrumi utilizza un setaccio rotante ad alta velocità con un disco a lame in acciaio inossidabile nella parte inferiore. Quando si lascia cadere il prodotto sulla parte superiore della macchina, il disco rotante rompe l'intero prodotto in una polpa fine. Questo rilascia il succo e lo spinge attraverso il setaccio.

L'alta velocità della forza centrifuga crea molto rumore e tende ad ossidare il succo più di uno schiacciapatate a movimento lento.

Questo processo crea più schiuma e un tempo di conservazione più breve.

**UNICO  FRULLATORE  INOX  1,75  L  1800  W  110  V,
SEMP TCL LI9018PT1, ARGENTO**

**1800 W di potenza Pannello digitale Soft Touch 1
barattolo in Tritan da 75 litri (piena capacità) Acciaio
inossidabile Trita il ghiaccio senza alcun rischio di
morso. Barattolo resistente alle cadute Resiste alle**

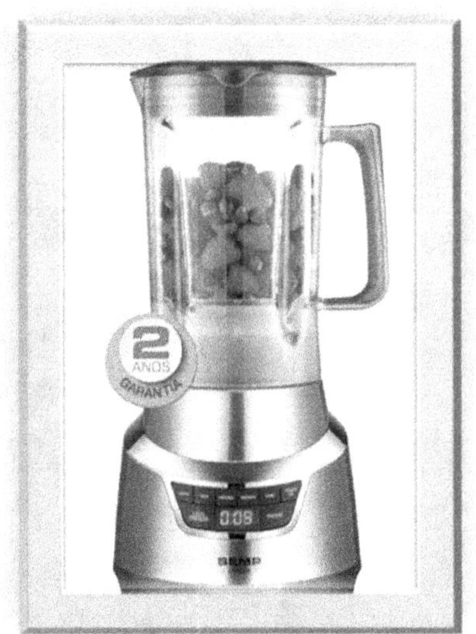

**temperature**

LINK >>>   https://amzn.to/30TTq4A

# LIQUIDIFICADOR    NEW    XPERT    OSTER 1100W

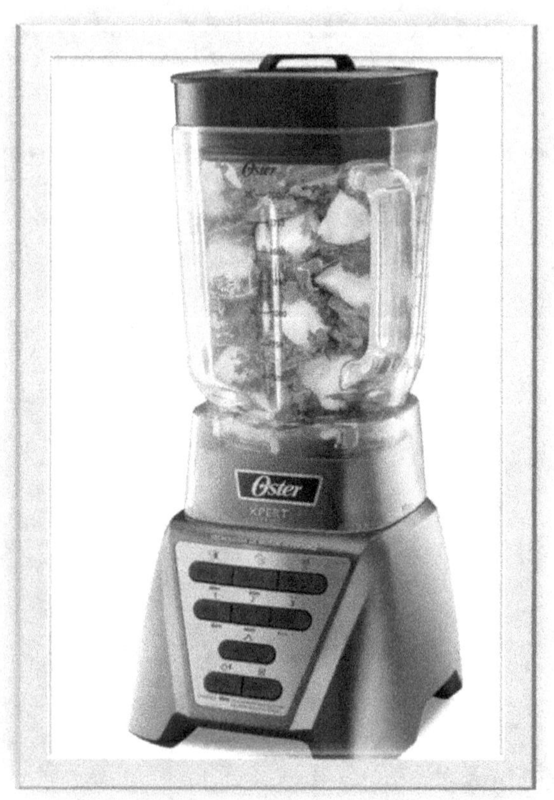

LINK >>>>> https://amzn.to/34KOxvC

# CENTRIFUGA DE ALIMENTOS, JUICER 700, 400W,

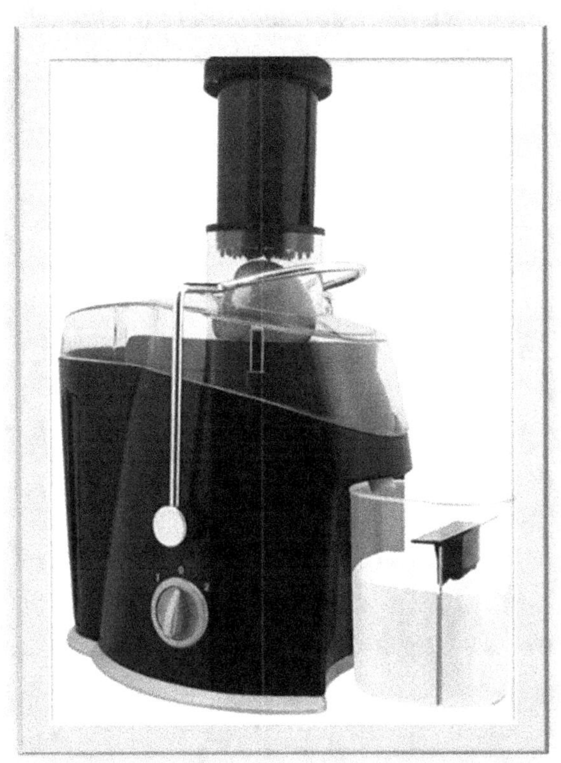

LINK >>>> https://amzn.to/34PzalA

INFORMAZIONI SULL'AUTORE;

Alexsandro Fernandes de Oliveira è un uomo d'affari che vive a Florianópolis SC / BR che ama condividere le conoscenze e aiutare gli altri sul tema della salute e della qualità della vita. Alexsandro F. è una persona appassionata che fa il possibile e si arrende.

Parole di saggezza:

"Credo che non ci siano segreti per il successo nella vita. E credo davvero che il risultato del vero successo nella vita sia il risultato del duro lavoro, della preparazione e, soprattutto, dell'apprendimento dal fallimento.